Pain
Journal

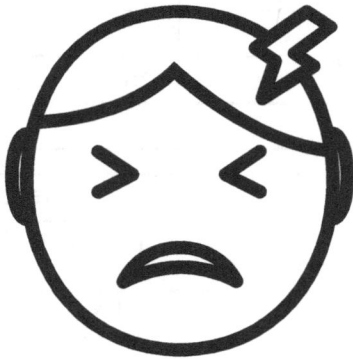

This Book Belongs To

_____

_____

Pain Journal

Date :-	Mon	Tue	Wed	Thu	Fri	Sat	Sun

Pain Area

Start	End

Duration

Body Site	
Front	Back
Left	Right

Severity

1	2	3	4	5	6	7	8	9	10

Start	End

Duration

Body Site	
Front	Back
Left	Right

Severity

1	2	3	4	5	6	7	8	9	10

Start	End

Duration

Body Site	
Front	Back
Left	Right

Severity

1	2	3	4	5	6	7	8	9	10

Energy
☆ ☆ ☆ ☆ ☆

Activity
☆ ☆ ☆ ☆ ☆

Sleep
☆ ☆ ☆ ☆ ☆

Other Symptoms	Triggers	Relief Measures

Comments

Pain Journal

Date :-	Mon	Tue	Wed	Thu	Fri	Sat	Sun

Pain Area

Start	End

Duration

Body Site	
Front	Back
Left	Right

Severity									
1	2	3	4	5	6	7	8	9	10

Start	End

Duration

Body Site	
Front	Back
Left	Right

Severity									
1	2	3	4	5	6	7	8	9	10

Start	End

Duration

Body Site	
Front	Back
Left	Right

Severity									
1	2	3	4	5	6	7	8	9	10

Energy
☆ ☆ ☆ ☆ ☆

Activity
☆ ☆ ☆ ☆ ☆

Sleep
☆ ☆ ☆ ☆ ☆

Other Symptoms	Triggers	Relief Measures

Comments

Pain Journal

Date :-	Mon	Tue	Wed	Thu	Fri	Sat	Sun

Pain Area

Start	End	Body Site	
Duration		Front	Back
		Left	Right

Severity

1	2	3	4	5	6	7	8	9	10

Start	End	Body Site	
Duration		Front	Back
		Left	Right

Severity

1	2	3	4	5	6	7	8	9	10

Start	End	Body Site	
Duration		Front	Back
		Left	Right

Severity

1	2	3	4	5	6	7	8	9	10

Energy
☆ ☆ ☆ ☆ ☆

Activity
☆ ☆ ☆ ☆ ☆

Sleep
☆ ☆ ☆ ☆ ☆

Other Symptoms	Triggers	Relief Measures

Comments

Pain Journal

Date :-	Mon	Tue	Wed	Thu	Fri	Sat	Sun

Pain Area

Start	End	Body Site	
Duration		Front	Back
		Left	Right

Severity									
1	2	3	4	5	6	7	8	9	10

Start	End	Body Site	
Duration		Front	Back
		Left	Right

Severity									
1	2	3	4	5	6	7	8	9	10

Start	End	Body Site	
Duration		Front	Back
		Left	Right

Severity									
1	2	3	4	5	6	7	8	9	10

Energy
☆ ☆ ☆ ☆ ☆

Activity
☆ ☆ ☆ ☆ ☆

Sleep
★ ★ ★ ★ ★

Other Symptoms	Triggers	Relief Measures

Comments

Pain Journal

Date :-		Mon	Tue	Wed	Thu	Fri	Sat	Sun

Pain Area

Start	End

Duration	

Body Site	
Front	Back
Left	Right

Severity

1	2	3	4	5	6	7	8	9	10

Start	End

Duration	

Body Site	
Front	Back
Left	Right

Severity

1	2	3	4	5	6	7	8	9	10

Start	End

Duration	

Body Site	
Front	Back
Left	Right

Severity

1	2	3	4	5	6	7	8	9	10

Energy
☆ ☆ ☆ ☆ ☆

Activity
☆ ☆ ☆ ☆ ☆

Sleep
☆ ☆ ☆ ☆ ☆

Other Symptoms	Triggers	Relief Measures

Comments

Pain Journal

Date :-		Mon	Tue	Wed	Thu	Fri	Sat	Sun

Pain Area

Start	End

Duration

Body Site	
Front	Back
Left	Right

Severity									
1	2	3	4	5	6	7	8	9	10

Start	End

Duration

Body Site	
Front	Back
Left	Right

Severity									
1	2	3	4	5	6	7	8	9	10

Start	End

Duration

Body Site	
Front	Back
Left	Right

Severity									
1	2	3	4	5	6	7	8	9	10

Energy
☆ ☆ ☆ ☆ ☆

Activity
☆ ☆ ☆ ☆ ☆

Sleep
☆ ☆ ☆ ☆ ☆

Other Symptoms	Triggers	Relief Measures

Comments

Pain Journal

Date :-	Mon	Tue	Wed	Thu	Fri	Sat	Sun

Pain Area

Start	End

Duration

Body Site	
Front	Back
Left	Right

Severity									
1	2	3	4	5	6	7	8	9	10

Start	End

Duration

Body Site	
Front	Back
Left	Right

Severity									
1	2	3	4	5	6	7	8	9	10

Start	End

Duration

Body Site	
Front	Back
Left	Right

Severity									
1	2	3	4	5	6	7	8	9	10

Energy
☆ ☆ ☆ ☆ ☆

Activity
☆ ☆ ☆ ☆ ☆

Sleep
☆ ☆ ☆ ☆ ☆

Other Symptoms	Triggers	Relief Measures

Comments

Pain Journal

Date :-	Mon	Tue	Wed	Thu	Fri	Sat	Sun

Pain Area

Start	End	Body Site	
Duration		Front	Back
		Left	Right

Severity									
1	2	3	4	5	6	7	8	9	10

Start	End	Body Site	
Duration		Front	Back
		Left	Right

Severity									
1	2	3	4	5	6	7	8	9	10

Start	End	Body Site	
Duration		Front	Back
		Left	Right

Severity									
1	2	3	4	5	6	7	8	9	10

Energy

☆ ☆ ☆ ☆ ☆

Activity

☆ ☆ ☆ ☆ ☆

Sleep

☆ ☆ ☆ ☆ ☆

Other Symptoms	Triggers	Relief Measures

Comments

Pain Journal

Date :-	Mon	Tue	Wed	Thu	Fri	Sat	Sun

Pain Area

Start	End

Duration

Body Site	
Front	Back
Left	Right

Severity

1	2	3	4	5	6	7	8	9	10

Start	End

Duration

Body Site	
Front	Back
Left	Right

Severity

1	2	3	4	5	6	7	8	9	10

Start	End

Duration

Body Site	
Front	Back
Left	Right

Severity

1	2	3	4	5	6	7	8	9	10

Energy

☆ ☆ ☆ ☆ ☆

Activity

☆ ☆ ☆ ☆ ☆

Sleep

☆ ☆ ☆ ☆ ☆

Other Symptoms	Triggers	Relief Measures

Comments

Pain Journal

Date :-	Mon	Tue	Wed	Thu	Fri	Sat	Sun

Pain Area

Energy
☆ ☆ ☆ ☆ ☆

Activity
☆ ☆ ☆ ☆ ☆

Sleep
☆ ☆ ☆ ☆ ☆

Start	End

Duration

Body Site	
Front	Back
Left	Right

Severity									
1	2	3	4	5	6	7	8	9	10

Start	End

Duration

Body Site	
Front	Back
Left	Right

Severity									
1	2	3	4	5	6	7	8	9	10

Start	End

Duration

Body Site	
Front	Back
Left	Right

Severity									
1	2	3	4	5	6	7	8	9	10

Other Symptoms	Triggers	Relief Measures

Comments

Pain Journal

Date :-		Mon	Tue	Wed	Thu	Fri	Sat	Sur

Pain Area

Start	End

Duration

Body Site

Front	Back
Left	Right

Severity									
1	2	3	4	5	6	7	8	9	10

Start	End

Duration

Body Site

Front	Back
Left	Right

Severity									
1	2	3	4	5	6	7	8	9	10

Start	End

Duration

Body Site

Front	Back
Left	Right

Severity									
1	2	3	4	5	6	7	8	9	10

Energy
☆ ☆ ☆ ☆ ☆
Activity
☆ ☆ ☆ ☆ ☆
Sleep
☆ ☆ ☆ ☆ ☆

Other Symptoms	Triggers	Relief Measures

Comments

Pain Journal

Date :-	Mon	Tue	Wed	Thu	Fri	Sat	Sun

Pain Area

Start	End	Body Site	
Duration		Front	Back
		Left	Right

Severity									
1	2	3	4	5	6	7	8	9	10

Start	End	Body Site	
Duration		Front	Back
		Left	Right

Severity									
1	2	3	4	5	6	7	8	9	10

Start	End	Body Site	
Duration		Front	Back
		Left	Right

Severity									
1	2	3	4	5	6	7	8	9	10

Energy
☆ ☆ ☆ ☆ ☆

Activity
☆ ☆ ☆ ☆ ☆

Sleep
☆ ☆ ☆ ☆ ☆

Other Symptoms	Triggers	Relief Measures

Comments

Pain Journal

Date :-	Mon	Tue	Wed	Thu	Fri	Sat	Sun

Pain Area

Start	End

Duration	

Body Site	
Front	Back
Left	Right

Severity

1	2	3	4	5	6	7	8	9	10

Start	End

Duration	

Body Site	
Front	Back
Left	Right

Severity

1	2	3	4	5	6	7	8	9	10

Start	End

Duration	

Body Site	
Front	Back
Left	Right

Severity

1	2	3	4	5	6	7	8	9	10

Energy
☆ ☆ ☆ ☆ ☆

Activity
☆ ☆ ☆ ☆ ☆

Sleep
☆ ☆ ☆ ☆ ☆

Other Symptoms	Triggers	Relief Measures

Comments

Pain Journal

Date :-	Mon	Tue	Wed	Thu	Fri	Sat	Sun

Pain Area

Start	End	Body Site	

Duration	Front	Back
	Left	Right

Severity									
1	2	3	4	5	6	7	8	9	10

Start	End	Body Site	

Duration	Front	Back
	Left	Right

Severity									
1	2	3	4	5	6	7	8	9	10

Start	End	Body Site	

Duration	Front	Back
	Left	Right

Severity									
1	2	3	4	5	6	7	8	9	10

Energy
☆ ☆ ☆ ☆ ☆

Activity
☆ ☆ ☆ ☆ ☆

Sleep
☆ ☆ ☆ ☆ ☆

Other Symptoms	Triggers	Relief Measures

Comments

Pain Journal

Date :-		Mon	Tue	Wed	Thu	Fri	Sat	Sun

Pain Area

Energy
☆ ☆ ☆ ☆ ☆
Activity
☆ ☆ ☆ ☆ ☆
Sleep
☆ ☆ ☆ ☆ ☆

Start	End

Duration

Body Site	
Front	Back
Left	Right

Severity									
1	2	3	4	5	6	7	8	9	10

Start	End

Duration

Body Site	
Front	Back
Left	Right

Severity									
1	2	3	4	5	6	7	8	9	10

Start	End

Duration

Body Site	
Front	Back
Left	Right

Severity									
1	2	3	4	5	6	7	8	9	10

Other Symptoms	Triggers	Relief Measures

Comments

Pain Journal

Date :-		Mon	Tue	Wed	Thu	Fri	Sat	Sun

Pain Area

Start	End

Duration

Body Site	
Front	Back
Left	Right

Severity									
1	2	3	4	5	6	7	8	9	10

Start	End

Duration

Body Site	
Front	Back
Left	Right

Severity									
1	2	3	4	5	6	7	8	9	10

Start	End

Duration

Body Site	
Front	Back
Left	Right

Severity									
1	2	3	4	5	6	7	8	9	10

Energy
☆ ☆ ☆ ☆ ☆

Activity
☆ ☆ ☆ ☆ ☆

Sleep
☆ ☆ ☆ ☆ ☆

Other Symptoms	Triggers	Relief Measures

Comments

Pain Journal

Date :-

Mon	Tue	Wed	Thu	Fri	Sat	Sur

Pain Area

Energy
☆ ☆ ☆ ☆ ☆
Activity
☆ ☆ ☆ ☆ ☆
Sleep
☆ ☆ ☆ ☆ ☆

Start	End	Body Site	
Duration		Front	Back
		Left	Right

Severity									
1	2	3	4	5	6	7	8	9	10

Start	End	Body Site	
Duration		Front	Back
		Left	Right

Severity									
1	2	3	4	5	6	7	8	9	10

Start	End	Body Site	
Duration		Front	Back
		Left	Right

Severity									
1	2	3	4	5	6	7	8	9	10

Other Symptoms	Triggers	Relief Measures

Comments

Pain Journal

Date :-		Mon	Tue	Wed	Thu	Fri	Sat	Sun

Pain Area

Start	End

Duration

Body Site	
Front	Back
Left	Right

Severity									
1	2	3	4	5	6	7	8	9	10

Start	End

Duration

Body Site	
Front	Back
Left	Right

Severity									
1	2	3	4	5	6	7	8	9	10

Start	End

Duration

Body Site	
Front	Back
Left	Right

Severity									
1	2	3	4	5	6	7	8	9	10

Energy
☆ ☆ ☆ ☆ ☆

Activity
☆ ☆ ☆ ☆ ☆

Sleep
☆ ☆ ☆ ☆ ☆

Other Symptoms	Triggers	Relief Measures

Comments

Pain Journal

Date :-	Mon	Tue	Wed	Thu	Fri	Sat	Sun

Pain Area

Start	End

Duration	

Body Site	
Front	Back
Left	Right

Severity									
1	2	3	4	5	6	7	8	9	10

Start	End

Duration	

Body Site	
Front	Back
Left	Right

Severity									
1	2	3	4	5	6	7	8	9	10

Start	End

Duration	

Body Site	
Front	Back
Left	Right

Severity									
1	2	3	4	5	6	7	8	9	10

Energy
☆ ☆ ☆ ☆ ☆

Activity
☆ ☆ ☆ ☆ ☆

Sleep
☆ ☆ ☆ ☆ ☆

Other Symptoms	Triggers	Relief Measures

Comments

Pain Journal

Date :-	Mon	Tue	Wed	Thu	Fri	Sat	Sun

Pain Area

Start	End		Body Site	
Duration			Front	Back
			Left	Right

Severity									
1	2	3	4	5	6	7	8	9	10

Start	End		Body Site	
Duration			Front	Back
			Left	Right

Severity									
1	2	3	4	5	6	7	8	9	10

Start	End		Body Site	
Duration			Front	Back
			Left	Right

Severity									
1	2	3	4	5	6	7	8	9	10

Energy
☆ ☆ ☆ ☆ ☆

Activity
☆ ☆ ☆ ☆ ☆

Sleep
☆ ☆ ☆ ☆ ☆

Other Symptoms	Triggers	Relief Measures

Comments

Pain Journal

Date :-	Mon	Tue	Wed	Thu	Fri	Sat	Sun

Pain Area

Start	End

Duration

Body Site	
Front	Back
Left	Right

Severity									
1	2	3	4	5	6	7	8	9	10

Start	End

Duration

Body Site	
Front	Back
Left	Right

Severity									
1	2	3	4	5	6	7	8	9	10

Start	End

Duration

Body Site	
Front	Back
Left	Right

Severity									
1	2	3	4	5	6	7	8	9	10

Energy
☆ ☆ ☆ ☆ ☆

Activity
☆ ☆ ☆ ☆ ☆

Sleep
☆ ☆ ☆ ☆ ☆

Other Symptoms	Triggers	Relief Measures

Comments

Pain Journal

Date :-	Mon	Tue	Wed	Thu	Fri	Sat	Sun

Pain Area

Start	End

Duration

Body Site	
Front	Back
Left	Right

Severity									
1	2	3	4	5	6	7	8	9	10

Start	End

Duration

Body Site	
Front	Back
Left	Right

Severity									
1	2	3	4	5	6	7	8	9	10

Start	End

Duration

Body Site	
Front	Back
Left	Right

Severity									
1	2	3	4	5	6	7	8	9	10

Energy
☆ ☆ ☆ ☆ ☆

Activity
☆ ☆ ☆ ☆ ☆

Sleep
☆ ☆ ☆ ☆ ☆

Other Symptoms	Triggers	Relief Measures

Comments

Pain Journal

Date :-	Mon	Tue	Wed	Thu	Fri	Sat	Sun

Pain Area

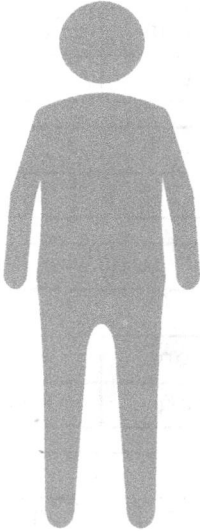

Start	End	Body Site	
Duration		Front	Back
		Left	Right

Severity									
1	2	3	4	5	6	7	8	9	10

Start	End	Body Site	
Duration		Front	Back
		Left	Right

Severity									
1	2	3	4	5	6	7	8	9	10

Start	End	Body Site	
Duration		Front	Back
		Left	Right

Severity									
1	2	3	4	5	6	7	8	9	10

Energy
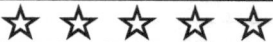

Activity
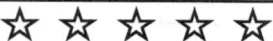

Sleep
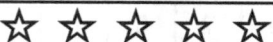

Other Symptoms	Triggers	Relief Measures

Comments

Pain Journal

Date :-		Mon	Tue	Wed	Thu	Fri	Sat	Sun

Pain Area

Start	End

Duration

Body Site	
Front	Back
Left	Right

Severity									
1	2	3	4	5	6	7	8	9	10

Start	End

Duration

Body Site	
Front	Back
Left	Right

Severity									
1	2	3	4	5	6	7	8	9	10

Start	End

Duration

Body Site	
Front	Back
Left	Right

Severity									
1	2	3	4	5	6	7	8	9	10

Energy
☆ ☆ ☆ ☆ ☆

Activity
☆ ☆ ☆ ☆ ☆

Sleep
☆ ☆ ☆ ☆ ☆

Other Symptoms	Triggers	Relief Measures

Comments

Pain Journal

Date :-		Mon	Tue	Wed	Thu	Fri	Sat	Sun

Pain Area

Start	End

Duration

Body Site	
Front	Back
Left	Right

Severity									
1	2	3	4	5	6	7	8	9	10

Start	End

Duration

Body Site	
Front	Back
Left	Right

Severity									
1	2	3	4	5	6	7	8	9	10

Start	End

Duration

Body Site	
Front	Back
Left	Right

Severity									
1	2	3	4	5	6	7	8	9	10

Energy
☆ ☆ ☆ ☆ ☆

Activity
☆ ☆ ☆ ☆ ☆

Sleep
☆ ☆ ☆ ☆ ☆

Other Symptoms	Triggers	Relief Measures

Comments

Pain Journal

Date :-

Mon	Tue	Wed	Thu	Fri	Sat	Sun

Pain Area

Start	End

Duration

Body Site

Front	Back
Left	Right

Severity

1	2	3	4	5	6	7	8	9	10

Start	End

Duration

Body Site

Front	Back
Left	Right

Severity

1	2	3	4	5	6	7	8	9	10

Start	End

Duration

Body Site

Front	Back
Left	Right

Severity

1	2	3	4	5	6	7	8	9	10

Energy
☆ ☆ ☆ ☆ ☆

Activity
☆ ☆ ☆ ☆ ☆

Sleep
☆ ☆ ☆ ☆ ☆

Other Symptoms	Triggers	Relief Measures

Comments

Pain Journal

Date :-	Mon	Tue	Wed	Thu	Fri	Sat	Sun

Pain Area

Start	End

Duration	

Body Site	
Front	Back
Left	Right

Severity									
1	2	3	4	5	6	7	8	9	10

Start	End

Duration	

Body Site	
Front	Back
Left	Right

Severity									
1	2	3	4	5	6	7	8	9	10

Start	End

Duration	

Body Site	
Front	Back
Left	Right

Severity									
1	2	3	4	5	6	7	8	9	10

Energy
☆ ☆ ☆ ☆ ☆

Activity
☆ ☆ ☆ ☆ ☆

Sleep
☆ ☆ ☆ ☆ ☆

Other Symptoms	Triggers	Relief Measures

Comments

Pain Journal

Date :-	Mon	Tue	Wed	Thu	Fri	Sat	Sun

Pain Area

Start	End

Duration

Body Site

Front	Back
Left	Right

Severity

1	2	3	4	5	6	7	8	9	10

Start	End

Duration

Body Site

Front	Back
Left	Right

Severity

1	2	3	4	5	6	7	8	9	10

Start	End

Duration

Body Site

Front	Back
Left	Right

Severity

1	2	3	4	5	6	7	8	9	10

Energy
☆ ☆ ☆ ☆ ☆

Activity
☆ ☆ ☆ ☆ ☆

Sleep
☆ ☆ ☆ ☆ ☆

Other Symptoms	Triggers	Relief Measures

Comments

Pain Journal

Date :-	Mon	Tue	Wed	Thu	Fri	Sat	Sun

Pain Area

Start	End

Duration	

Body Site	
Front	Back
Left	Right

Severity									
1	2	3	4	5	6	7	8	9	10

Start	End

Duration	

Body Site	
Front	Back
Left	Right

Severity									
1	2	3	4	5	6	7	8	9	10

Start	End

Duration	

Body Site	
Front	Back
Left	Right

Severity									
1	2	3	4	5	6	7	8	9	10

Energy
☆ ☆ ☆ ☆ ☆

Activity
☆ ☆ ☆ ☆ ☆

Sleep
☆ ☆ ☆ ☆ ☆

Other Symptoms	Triggers	Relief Measures

Comments

Pain Journal

Date :-		Mon	Tue	Wed	Thu	Fri	Sat	Sun

Pain Area

Start	End

Duration

Body Site	
Front	Back
Left	Right

Severity									
1	2	3	4	5	6	7	8	9	10

Start	End

Duration

Body Site	
Front	Back
Left	Right

Severity									
1	2	3	4	5	6	7	8	9	10

Start	End

Duration

Body Site	
Front	Back
Left	Right

Severity									
1	2	3	4	5	6	7	8	9	10

Energy
☆ ☆ ☆ ☆ ☆

Activity
☆ ☆ ☆ ☆ ☆

Sleep
☆ ☆ ☆ ☆ ☆

Other Symptoms	Triggers	Relief Measures

Comments

Pain Journal

Date :-	Mon	Tue	Wed	Thu	Fri	Sat	Sun

Pain Area

Start	End		Body Site	
Duration			Front	Back
			Left	Right

Severity									
1	2	3	4	5	6	7	8	9	10

Start	End		Body Site	
Duration			Front	Back
			Left	Right

Severity									
1	2	3	4	5	6	7	8	9	10

Start	End		Body Site	
Duration			Front	Back
			Left	Right

Severity									
1	2	3	4	5	6	7	8	9	10

Energy
☆ ☆ ☆ ☆ ☆

Activity
☆ ☆ ☆ ☆ ☆

Sleep
☆ ☆ ☆ ☆ ☆

Other Symptoms	Triggers	Relief Measures

Comments

Pain Journal

Date :- | Mon | Tue | Wed | Thu | Fri | Sat | Sun

Pain Area

Start	End

Duration

Body Site

Front	Back
Left	Right

Severity

| 1 | 2 | 3 | 4 | 5 | 6 | 7 | 8 | 9 | 10 |

Start	End

Duration

Body Site

Front	Back
Left	Right

Severity

| 1 | 2 | 3 | 4 | 5 | 6 | 7 | 8 | 9 | 10 |

Start	End

Duration

Body Site

Front	Back
Left	Right

Severity

| 1 | 2 | 3 | 4 | 5 | 6 | 7 | 8 | 9 | 10 |

Energy
☆ ☆ ☆ ☆ ☆

Activity
☆ ☆ ☆ ☆ ☆

Sleep
☆ ☆ ☆ ☆ ☆

Other Symptoms	Triggers	Relief Measures

Comments

Pain Journal

Date :-		Mon	Tue	Wed	Thu	Fri	Sat	Sun

Pain Area

Start	End

Duration

Body Site	
Front	Back
Left	Right

Severity									
1	2	3	4	5	6	7	8	9	10

Start	End

Duration

Body Site	
Front	Back
Left	Right

Severity									
1	2	3	4	5	6	7	8	9	10

Start	End

Duration

Body Site	
Front	Back
Left	Right

Severity									
1	2	3	4	5	6	7	8	9	10

Energy
☆ ☆ ☆ ☆ ☆

Activity
☆ ☆ ☆ ☆ ☆

Sleep
☆ ☆ ☆ ☆ ☆

Other Symptoms	Triggers	Relief Measures

Comments

Pain Journal

Date :-	Mon	Tue	Wed	Thu	Fri	Sat	Sun

Pain Area

Start	End

Duration

Body Site	
Front	Back
Left	Right

Severity									
1	2	3	4	5	6	7	8	9	10

Start	End

Duration

Body Site	
Front	Back
Left	Right

Severity									
1	2	3	4	5	6	7	8	9	10

Start	End

Duration

Body Site	
Front	Back
Left	Right

Severity									
1	2	3	4	5	6	7	8	9	10

Energy
☆ ☆ ☆ ☆ ☆

Activity
☆ ☆ ☆ ☆ ☆

Sleep
☆ ☆ ☆ ☆ ☆

Other Symptoms	Triggers	Relief Measures

Comments

Pain Journal

Date :-	Mon	Tue	Wed	Thu	Fri	Sat	Sun

Pain Area

Start	End

Duration	

Body Site	
Front	Back
Left	Right

Severity									
1	2	3	4	5	6	7	8	9	10

Start	End

Duration	

Body Site	
Front	Back
Left	Right

Severity									
1	2	3	4	5	6	7	8	9	10

Start	End

Duration	

Body Site	
Front	Back
Left	Right

Severity									
1	2	3	4	5	6	7	8	9	10

Energy
☆ ☆ ☆ ☆ ☆

Activity
☆ ☆ ☆ ☆ ☆

Sleep
☆ ☆ ☆ ☆ ☆

Other Symptoms	Triggers	Relief Measures

Comments

Pain Journal

Date :-	Mon	Tue	Wed	Thu	Fri	Sat	Sun

Pain Area

Start	End

Duration

Body Site

Front	Back
Left	Right

Severity

1	2	3	4	5	6	7	8	9	10

Start	End

Duration

Body Site

Front	Back
Left	Right

Severity

1	2	3	4	5	6	7	8	9	10

Start	End

Duration

Body Site

Front	Back
Left	Right

Severity

1	2	3	4	5	6	7	8	9	10

Energy

☆ ☆ ☆ ☆ ☆

Activity

☆ ☆ ☆ ☆ ☆

Sleep

☆ ☆ ☆ ☆ ☆

Other Symptoms	Triggers	Relief Measures

Comments

Pain Journal

Date :-		Mon	Tue	Wed	Thu	Fri	Sat	Sun

Pain Area

Start	End

Duration	

Body Site	
Front	Back
Left	Right

Severity									
1	2	3	4	5	6	7	8	9	10

Start	End

Duration	

Body Site	
Front	Back
Left	Right

Severity									
1	2	3	4	5	6	7	8	9	10

Start	End

Duration	

Body Site	
Front	Back
Left	Right

Severity									
1	2	3	4	5	6	7	8	9	10

Energy
☆ ☆ ☆ ☆ ☆

Activity
☆ ☆ ☆ ☆ ☆

Sleep
☆ ☆ ☆ ☆ ☆

Other Symptoms	Triggers	Relief Measures

Comments

Pain Journal

Date :-		Mon	Tue	Wed	Thu	Fri	Sat	Sun

Pain Area

Start	End

Duration

Body Site	
Front	Back
Left	Right

Severity									
1	2	3	4	5	6	7	8	9	10

Start	End

Duration

Body Site	
Front	Back
Left	Right

Severity									
1	2	3	4	5	6	7	8	9	10

Start	End

Duration

Body Site	
Front	Back
Left	Right

Severity									
1	2	3	4	5	6	7	8	9	10

Energy
☆ ☆ ☆ ☆ ☆

Activity
☆ ☆ ☆ ☆ ☆

Sleep
☆ ☆ ☆ ☆ ☆

Other Symptoms	Triggers	Relief Measures

Comments

Pain Journal

Date :-	Mon	Tue	Wed	Thu	Fri	Sat	Sun

Pain Area

Start	End

Duration

Body Site	
Front	Back
Left	Right

Severity									
1	2	3	4	5	6	7	8	9	10

Start	End

Duration

Body Site	
Front	Back
Left	Right

Severity									
1	2	3	4	5	6	7	8	9	10

Start	End

Duration

Body Site	
Front	Back
Left	Right

Severity									
1	2	3	4	5	6	7	8	9	10

Energy
☆ ☆ ☆ ☆ ☆

Activity
☆ ☆ ☆ ☆ ☆

Sleep
☆ ☆ ☆ ☆ ☆

Other Symptoms	Triggers	Relief Measures

Comments

Pain Journal

Date :-	Mon	Tue	Wed	Thu	Fri	Sat	Sun

Pain Area

Start	End

Duration

Body Site	
Front	Back
Left	Right

Severity									
1	2	3	4	5	6	7	8	9	10

Start	End

Duration

Body Site	
Front	Back
Left	Right

Severity									
1	2	3	4	5	6	7	8	9	10

Start	End

Duration

Body Site	
Front	Back
Left	Right

Severity									
1	2	3	4	5	6	7	8	9	10

Energy
☆ ☆ ☆ ☆ ☆

Activity
☆ ☆ ☆ ☆ ☆

Sleep
☆ ☆ ☆ ☆ ☆

Other Symptoms	Triggers	Relief Measures

Comments

Pain Journal

Date :-		Mon	Tue	Wed	Thu	Fri	Sat	Sun

Pain Area

Start	End
Duration	

Body Site	
Front	Back
Left	Right

Severity									
1	2	3	4	5	6	7	8	9	10

Start	End
Duration	

Body Site	
Front	Back
Left	Right

Severity									
1	2	3	4	5	6	7	8	9	10

Start	End
Duration	

Body Site	
Front	Back
Left	Right

Severity									
1	2	3	4	5	6	7	8	9	10

Energy
☆ ☆ ☆ ☆ ☆

Activity
☆ ☆ ☆ ☆ ☆

Sleep
☆ ☆ ☆ ☆ ☆

Other Symptoms	Triggers	Relief Measures

Comments

Pain Journal

Date :- _____ | Mon | Tue | Wed | Thu | Fri | Sat | Sun |

Pain Area

Start	End

Duration

Body Site	
Front	Back
Left	Right

Severity									
1	2	3	4	5	6	7	8	9	10

Start	End

Duration

Body Site	
Front	Back
Left	Right

Severity									
1	2	3	4	5	6	7	8	9	10

Start	End

Duration

Body Site	
Front	Back
Left	Right

Severity									
1	2	3	4	5	6	7	8	9	10

Energy
☆ ☆ ☆ ☆ ☆

Activity
☆ ☆ ☆ ☆ ☆

Sleep
☆ ☆ ☆ ☆ ☆

Other Symptoms	Triggers	Relief Measures

Comments

Pain Journal

Date :-	Mon	Tue	Wed	Thu	Fri	Sat	Sun

Pain Area

Start	End
Duration	

Body Site	
Front	Back
Left	Right

Severity									
1	2	3	4	5	6	7	8	9	10

Start	End
Duration	

Body Site	
Front	Back
Left	Right

Severity									
1	2	3	4	5	6	7	8	9	10

Start	End
Duration	

Body Site	
Front	Back
Left	Right

Severity									
1	2	3	4	5	6	7	8	9	10

Energy
☆ ☆ ☆ ☆ ☆

Activity
☆ ☆ ☆ ☆ ☆

Sleep
☆ ☆ ☆ ☆ ☆

Other Symptoms	Triggers	Relief Measures

Comments

Pain Journal

Date :-	Mon	Tue	Wed	Thu	Fri	Sat	Sun

Pain Area

Start	End

Duration

Body Site	
Front	Back
Left	Right

Severity									
1	2	3	4	5	6	7	8	9	10

Start	End

Duration

Body Site	
Front	Back
Left	Right

Severity									
1	2	3	4	5	6	7	8	9	10

Start	End

Duration

Body Site	
Front	Back
Left	Right

Severity									
1	2	3	4	5	6	7	8	9	10

Energy
☆ ☆ ☆ ☆ ☆

Activity
☆ ☆ ☆ ☆ ☆

Sleep
☆ ☆ ☆ ☆ ☆

Other Symptoms	Triggers	Relief Measures

Comments

Pain Journal

Date :-		Mon	Tue	Wed	Thu	Fri	Sat	Sun

Pain Area

Start	End

Duration

Body Site	
Front	Back
Left	Right

Severity									
1	2	3	4	5	6	7	8	9	10

Start	End

Duration

Body Site	
Front	Back
Left	Right

Severity									
1	2	3	4	5	6	7	8	9	10

Start	End

Duration

Body Site	
Front	Back
Left	Right

Severity									
1	2	3	4	5	6	7	8	9	10

Energy
☆ ☆ ☆ ☆ ☆

Activity
☆ ☆ ☆ ☆ ☆

Sleep
☆ ☆ ☆ ☆ ☆

Other Symptoms	Triggers	Relief Measures

Comments

Pain Journal

Date :-				Mon	Tue	Wed	Thu	Fri	Sat	Sun

Pain Area

Start	End

Duration

Body Site

Front	Back
Left	Right

Severity									
1	2	3	4	5	6	7	8	9	10

Start	End

Duration

Body Site

Front	Back
Left	Right

Severity									
1	2	3	4	5	6	7	8	9	10

Start	End

Duration

Body Site

Front	Back
Left	Right

Severity									
1	2	3	4	5	6	7	8	9	10

Energy
☆ ☆ ☆ ☆ ☆

Activity
☆ ☆ ☆ ☆ ☆

Sleep
☆ ☆ ☆ ☆ ☆

Other Symptoms	Triggers	Relief Measures

Comments

Pain Journal

Date :-		Mon	Tue	Wed	Thu	Fri	Sat	Sun

Pain Area

Start	End

Duration	

Body Site	
Front	Back
Left	Right

Severity									
1	2	3	4	5	6	7	8	9	10

Start	End

Duration	

Body Site	
Front	Back
Left	Right

Severity									
1	2	3	4	5	6	7	8	9	10

Start	End

Duration	

Body Site	
Front	Back
Left	Right

Severity									
1	2	3	4	5	6	7	8	9	10

Energy
☆ ☆ ☆ ☆ ☆

Activity
☆ ☆ ☆ ☆ ☆

Sleep
☆ ☆ ☆ ☆ ☆

Other Symptoms	Triggers	Relief Measures

Comments

Pain Journal

Date :-	Mon	Tue	Wed	Thu	Fri	Sat	Sun

Pain Area

Start	End

Duration

Body Site	
Front	Back
Left	Right

Severity									
1	2	3	4	5	6	7	8	9	10

Start	End

Duration

Body Site	
Front	Back
Left	Right

Severity									
1	2	3	4	5	6	7	8	9	10

Start	End

Duration

Body Site	
Front	Back
Left	Right

Severity									
1	2	3	4	5	6	7	8	9	10

Energy
☆ ☆ ☆ ☆ ☆

Activity
☆ ☆ ☆ ☆ ☆

Sleep
☆ ☆ ☆ ☆ ☆

Other Symptoms	Triggers	Relief Measures

Comments

Pain Journal

Date :-	Mon	Tue	Wed	Thu	Fri	Sat	Sun

Pain Area

Start	End

Duration

Body Site

Front	Back
Left	Right

Severity

1	2	3	4	5	6	7	8	9	10

Start	End

Duration

Body Site

Front	Back
Left	Right

Severity

1	2	3	4	5	6	7	8	9	10

Start	End

Duration

Body Site

Front	Back
Left	Right

Severity

1	2	3	4	5	6	7	8	9	10

Energy
☆ ☆ ☆ ☆ ☆

Activity
☆ ☆ ☆ ☆ ☆

Sleep
☆ ☆ ☆ ☆ ☆

Other Symptoms	Triggers	Relief Measures

Comments

Pain Journal

Date :-		Mon	Tue	Wed	Thu	Fri	Sat	Sun

Pain Area

Start	End		Body Site	
Duration			Front	Back
			Left	Right

Severity									
1	2	3	4	5	6	7	8	9	10

Start	End		Body Site	
Duration			Front	Back
			Left	Right

Severity									
1	2	3	4	5	6	7	8	9	10

Start	End		Body Site	
Duration			Front	Back
			Left	Right

Severity									
1	2	3	4	5	6	7	8	9	10

Energy
☆ ☆ ☆ ☆ ☆

Activity
☆ ☆ ☆ ☆ ☆

Sleep
☆ ☆ ☆ ☆ ☆

Other Symptoms	Triggers	Relief Measures

Comments

Pain Journal

Date :-		Mon	Tue	Wed	Thu	Fri	Sat	Sun

Pain Area

Start	End

Duration

Body Site	
Front	Back
Left	Right

Severity									
1	2	3	4	5	6	7	8	9	10

Start	End

Duration

Body Site	
Front	Back
Left	Right

Severity									
1	2	3	4	5	6	7	8	9	10

Start	End

Duration

Body Site	
Front	Back
Left	Right

Severity									
1	2	3	4	5	6	7	8	9	10

Energy
☆ ☆ ☆ ☆ ☆

Activity
☆ ☆ ☆ ☆ ☆

Sleep
☆ ☆ ☆ ☆ ☆

Other Symptoms	Triggers	Relief Measures

Comments

Pain Journal

Date :-	Mon	Tue	Wed	Thu	Fri	Sat	Sun

Pain Area

Start	End

Duration

Body Site	
Front	Back
Left	Right

Severity									
1	2	3	4	5	6	7	8	9	10

Start	End

Duration

Body Site	
Front	Back
Left	Right

Severity									
1	2	3	4	5	6	7	8	9	10

Start	End

Duration

Body Site	
Front	Back
Left	Right

Severity									
1	2	3	4	5	6	7	8	9	10

Energy
☆ ☆ ☆ ☆ ☆

Activity
☆ ☆ ☆ ☆ ☆

Sleep
☆ ☆ ☆ ☆ ☆

Other Symptoms	Triggers	Relief Measures

Comments

Pain Journal

Date :-		Mon	Tue	Wed	Thu	Fri	Sat	Sun

Pain Area

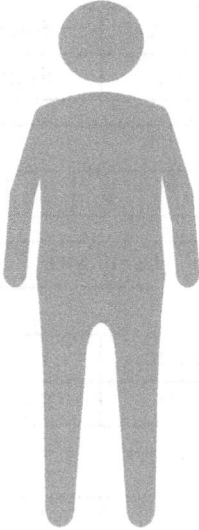

Start	End

Duration	Body Site
	Front	Back
	Left	Right

Body Site

	Front	Back
	Left	Right

Severity

1	2	3	4	5	6	7	8	9	10

Start	End

Duration

Body Site

	Front	Back
	Left	Right

Severity

1	2	3	4	5	6	7	8	9	10

Start	End

Duration

Body Site

	Front	Back
	Left	Right

Severity

1	2	3	4	5	6	7	8	9	10

Energy

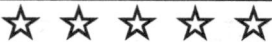

Activity

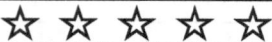

Sleep

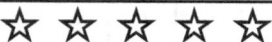

Other Symptoms	Triggers	Relief Measures

Comments

Pain Journal

Date :-	Mon	Tue	Wed	Thu	Fri	Sat	Sun

Pain Area

Start	End

Duration

Body Site	
Front	Back
Left	Right

Severity									
1	2	3	4	5	6	7	8	9	10

Start	End

Duration

Body Site	
Front	Back
Left	Right

Severity									
1	2	3	4	5	6	7	8	9	10

Start	End

Duration

Body Site	
Front	Back
Left	Right

Severity									
1	2	3	4	5	6	7	8	9	10

Energy
☆ ☆ ☆ ☆ ☆

Activity
☆ ☆ ☆ ☆ ☆

Sleep
☆ ☆ ☆ ☆ ☆

Other Symptoms	Triggers	Relief Measures

Comments

Pain Journal

Date :-	Mon	Tue	Wed	Thu	Fri	Sat	Sun

Pain Area

Start	End

Duration		

Body Site	
Front	Back
Left	Right

Severity									
1	2	3	4	5	6	7	8	9	10

Start	End

Duration		

Body Site	
Front	Back
Left	Right

Severity									
1	2	3	4	5	6	7	8	9	10

Start	End

Duration		

Body Site	
Front	Back
Left	Right

Severity									
1	2	3	4	5	6	7	8	9	10

Energy
☆ ☆ ☆ ☆ ☆

Activity
☆ ☆ ☆ ☆ ☆

Sleep
☆ ☆ ☆ ☆ ☆

Other Symptoms	Triggers	Relief Measures

Comments

Pain Journal

Date :- | Mon | Tue | Wed | Thu | Fri | Sat | Sun

Pain Area

Start	End	Body Site	
Duration		Front	Back
		Left	Right

Severity									
1	2	3	4	5	6	7	8	9	10

Start	End	Body Site	
Duration		Front	Back
		Left	Right

Severity									
1	2	3	4	5	6	7	8	9	10

Start	End	Body Site	
Duration		Front	Back
		Left	Right

Severity									
1	2	3	4	5	6	7	8	9	10

Energy
☆ ☆ ☆ ☆ ☆

Activity
☆ ☆ ☆ ☆ ☆

Sleep
☆ ☆ ☆ ☆ ☆

Other Symptoms	Triggers	Relief Measures

Comments

Pain Journal

Date :-	Mon	Tue	Wed	Thu	Fri	Sat	Sun

Pain Area

Start	End

Duration

Body Site

Front	Back
Left	Right

Severity									
1	2	3	4	5	6	7	8	9	10

Start	End

Duration

Body Site

Front	Back
Left	Right

Severity									
1	2	3	4	5	6	7	8	9	10

Start	End

Duration

Body Site

Front	Back
Left	Right

Severity									
1	2	3	4	5	6	7	8	9	10

Energy
☆ ☆ ☆ ☆ ☆

Activity
☆ ☆ ☆ ☆ ☆

Sleep
☆ ☆ ☆ ☆ ☆

Other Symptoms	Triggers	Relief Measures

Comments

Pain Journal

Date :-	Mon	Tue	Wed	Thu	Fri	Sat	Sun

Pain Area

Start	End

Duration

Body Site	
Front	Back
Left	Right

Severity									
1	2	3	4	5	6	7	8	9	10

Start	End

Duration

Body Site	
Front	Back
Left	Right

Severity									
1	2	3	4	5	6	7	8	9	10

Start	End

Duration

Body Site	
Front	Back
Left	Right

Severity									
1	2	3	4	5	6	7	8	9	10

Energy
☆ ☆ ☆ ☆ ☆

Activity
☆ ☆ ☆ ☆ ☆

Sleep
☆ ☆ ☆ ☆ ☆

Other Symptoms	Triggers	Relief Measures

Comments

Pain Journal

Date :-	Mon	Tue	Wed	Thu	Fri	Sat	Sun

Pain Area

Start	End

Duration

Body Site	
Front	Back
Left	Right

Severity									
1	2	3	4	5	6	7	8	9	10

Start	End

Duration

Body Site	
Front	Back
Left	Right

Severity									
1	2	3	4	5	6	7	8	9	10

Start	End

Duration

Body Site	
Front	Back
Left	Right

Severity									
1	2	3	4	5	6	7	8	9	10

Energy
☆ ☆ ☆ ☆ ☆

Activity
☆ ☆ ☆ ☆ ☆

Sleep
☆ ☆ ☆ ☆ ☆

Other Symptoms	Triggers	Relief Measures

Comments

Pain Journal

Date :-	Mon	Tue	Wed	Thu	Fri	Sat	Sun

Pain Area

Start	End

Duration

Body Site	
Front	Back
Left	Right

Severity									
1	2	3	4	5	6	7	8	9	10

Start	End

Duration

Body Site	
Front	Back
Left	Right

Severity									
1	2	3	4	5	6	7	8	9	10

Start	End

Duration

Body Site	
Front	Back
Left	Right

Severity									
1	2	3	4	5	6	7	8	9	10

Energy
☆ ☆ ☆ ☆ ☆

Activity
☆ ☆ ☆ ☆ ☆

Sleep
☆ ☆ ☆ ☆ ☆

Other Symptoms	Triggers	Relief Measures

Comments

Pain Journal

Date :-		Mon	Tue	Wed	Thu	Fri	Sat	Sun

Pain Area

Start	End
Duration	

Body Site	
Front	Back
Left	Right

Severity									
1	2	3	4	5	6	7	8	9	10

Start	End
Duration	

Body Site	
Front	Back
Left	Right

Severity									
1	2	3	4	5	6	7	8	9	10

Start	End
Duration	

Body Site	
Front	Back
Left	Right

Severity									
1	2	3	4	5	6	7	8	9	10

Energy
☆ ☆ ☆ ☆ ☆

Activity
☆ ☆ ☆ ☆ ☆

Sleep
☆ ☆ ☆ ☆ ☆

Other Symptoms	Triggers	Relief Measures

Comments

Pain Journal

Date :-	Mon	Tue	Wed	Thu	Fri	Sat	Sun

Pain Area

Start	End

Duration

Body Site

Front	Back
Left	Right

Severity
1	2	3	4	5	6	7	8	9	10

Start	End

Duration

Body Site

Front	Back
Left	Right

Severity
1	2	3	4	5	6	7	8	9	10

Start	End

Duration

Body Site

Front	Back
Left	Right

Severity
1	2	3	4	5	6	7	8	9	10

Energy
☆ ☆ ☆ ☆ ☆

Activity
☆ ☆ ☆ ☆ ☆

Sleep
☆ ☆ ☆ ☆ ☆

Other Symptoms	Triggers	Relief Measures

Comments

Pain Journal

Date :-	Mon	Tue	Wed	Thu	Fri	Sat	Sun

Pain Area

Start	End

Duration

Body Site	
Front	Back
Left	Right

Severity									
1	2	3	4	5	6	7	8	9	10

Start	End

Duration

Body Site	
Front	Back
Left	Right

Severity									
1	2	3	4	5	6	7	8	9	10

Start	End

Duration

Body Site	
Front	Back
Left	Right

Severity									
1	2	3	4	5	6	7	8	9	10

Energy
☆ ☆ ☆ ☆ ☆

Activity
☆ ☆ ☆ ☆ ☆

Sleep
☆ ☆ ☆ ☆ ☆

Other Symptoms	Triggers	Relief Measures

Comments

Pain Journal

Date :-		Mon	Tue	Wed	Thu	Fri	Sat	Sun

Pain Area

Start	End

Duration

Body Site

Front	Back
Left	Right

Severity

1	2	3	4	5	6	7	8	9	10

Start	End

Duration

Body Site

Front	Back
Left	Right

Severity

1	2	3	4	5	6	7	8	9	10

Start	End

Duration

Body Site

Front	Back
Left	Right

Severity

1	2	3	4	5	6	7	8	9	10

Energy
☆ ☆ ☆ ☆ ☆

Activity
☆ ☆ ☆ ☆ ☆

Sleep
☆ ☆ ☆ ☆ ☆

Other Symptoms	Triggers	Relief Measures

Comments

Pain Journal

Date :-	Mon	Tue	Wed	Thu	Fri	Sat	Sun

Pain Area

Energy
☆ ☆ ☆ ☆ ☆
Activity
☆ ☆ ☆ ☆ ☆
Sleep
☆ ☆ ☆ ☆ ☆

Start	End

Duration

Body Site	
Front	Back
Left	Right

Severity									
1	2	3	4	5	6	7	8	9	10

Start	End

Duration

Body Site	
Front	Back
Left	Right

Severity									
1	2	3	4	5	6	7	8	9	10

Start	End

Duration

Body Site	
Front	Back
Left	Right

Severity									
1	2	3	4	5	6	7	8	9	10

Other Symptoms	Triggers	Relief Measures

Comments

Pain Journal

Date :- | Mon | Tue | Wed | Thu | Fri | Sat | Sun

Pain Area

Energy
☆ ☆ ☆ ☆ ☆
Activity
☆ ☆ ☆ ☆ ☆
Sleep
☆ ☆ ☆ ☆ ☆

Start	End	Body Site	
Duration		Front	Back
		Left	Right

Severity									
1	2	3	4	5	6	7	8	9	10

Start	End	Body Site	
Duration		Front	Back
		Left	Right

Severity									
1	2	3	4	5	6	7	8	9	10

Start	End	Body Site	
Duration		Front	Back
		Left	Right

Severity									
1	2	3	4	5	6	7	8	9	10

Other Symptoms	Triggers	Relief Measures

Comments

Pain Journal

Date :-	Mon	Tue	Wed	Thu	Fri	Sat	Sun

Pain Area

Start	End

Duration	

Body Site

Front	Back
Left	Right

Severity

1	2	3	4	5	6	7	8	9	10

Start	End

Duration	

Body Site

Front	Back
Left	Right

Severity

1	2	3	4	5	6	7	8	9	10

Start	End

Duration	

Body Site

Front	Back
Left	Right

Severity

1	2	3	4	5	6	7	8	9	10

Energy
☆ ☆ ☆ ☆ ☆

Activity
☆ ☆ ☆ ☆ ☆

Sleep
☆ ☆ ☆ ☆ ☆

Other Symptoms	Triggers	Relief Measures

Comments

Pain Journal

Date :- | Mon | Tue | Wed | Thu | Fri | Sat | Sun

Pain Area

Start	End

Duration

Body Site	
Front	Back
Left	Right

Severity									
1	2	3	4	5	6	7	8	9	10

Start	End

Duration

Body Site	
Front	Back
Left	Right

Severity									
1	2	3	4	5	6	7	8	9	10

Start	End

Duration

Body Site	
Front	Back
Left	Right

Severity									
1	2	3	4	5	6	7	8	9	10

Energy
☆ ☆ ☆ ☆ ☆

Activity
☆ ☆ ☆ ☆ ☆

Sleep
☆ ☆ ☆ ☆ ☆

Other Symptoms	Triggers	Relief Measures

Comments

Pain Journal

Date :-	Mon	Tue	Wed	Thu	Fri	Sat	Sun

Pain Area

Start	End

Duration

Body Site	
Front	Back
Left	Right

Severity									
1	2	3	4	5	6	7	8	9	10

Start	End

Duration

Body Site	
Front	Back
Left	Right

Severity									
1	2	3	4	5	6	7	8	9	10

Energy
☆ ☆ ☆ ☆ ☆

Activity
☆ ☆ ☆ ☆ ☆

Sleep
☆ ☆ ☆ ☆ ☆

Start	End

Duration

Body Site	
Front	Back
Left	Right

Severity									
1	2	3	4	5	6	7	8	9	10

Other Symptoms	Triggers	Relief Measures

Comments

Pain Journal

Date :-		Mon	Tue	Wed	Thu	Fri	Sat	Sun

Pain Area

Start	End

Duration

Body Site	
Front	Back
Left	Right

Severity									
1	2	3	4	5	6	7	8	9	10

Start	End

Duration

Body Site	
Front	Back
Left	Right

Severity									
1	2	3	4	5	6	7	8	9	10

Energy
☆ ☆ ☆ ☆ ☆

Activity
☆ ☆ ☆ ☆ ☆

Sleep
☆ ☆ ☆ ☆ ☆

Start	End

Duration

Body Site	
Front	Back
Left	Right

Severity									
1	2	3	4	5	6	7	8	9	10

Other Symptoms	Triggers	Relief Measures

Comments

Pain Journal

Date :-		Mon	Tue	Wed	Thu	Fri	Sat	Sun

Pain Area

Start	End

Duration

Body Site	
Front	Back
Left	Right

Severity									
1	2	3	4	5	6	7	8	9	10

Start	End

Duration

Body Site	
Front	Back
Left	Right

Severity									
1	2	3	4	5	6	7	8	9	10

Start	End

Duration

Body Site	
Front	Back
Left	Right

Severity									
1	2	3	4	5	6	7	8	9	10

Energy
☆ ☆ ☆ ☆ ☆

Activity
☆ ☆ ☆ ☆ ☆

Sleep
☆ ☆ ☆ ☆ ☆

Other Symptoms	Triggers	Relief Measures

Comments

Pain Journal

Date :-	Mon	Tue	Wed	Thu	Fri	Sat	Sun

Pain Area

Start	End		Body Site		
Duration			Front		Back
			Left		Right

Severity									
1	2	3	4	5	6	7	8	9	10

Start	End		Body Site		
Duration			Front		Back
			Left		Right

Severity									
1	2	3	4	5	6	7	8	9	10

Start	End		Body Site		
Duration			Front		Back
			Left		Right

Severity									
1	2	3	4	5	6	7	8	9	10

Energy
☆ ☆ ☆ ☆ ☆

Activity
☆ ☆ ☆ ☆ ☆

Sleep
☆ ☆ ☆ ☆ ☆

Other Symptoms	Triggers	Relief Measures

Comments

Pain Journal

Date :-		Mon	Tue	Wed	Thu	Fri	Sat	Sun

Pain Area

Start	End

Duration

Body Site	
Front	Back
Left	Right

Severity									
1	2	3	4	5	6	7	8	9	10

Start	End

Duration

Body Site	
Front	Back
Left	Right

Severity									
1	2	3	4	5	6	7	8	9	10

Start	End

Duration

Body Site	
Front	Back
Left	Right

Severity									
1	2	3	4	5	6	7	8	9	10

Energy
☆ ☆ ☆ ☆ ☆

Activity
☆ ☆ ☆ ☆ ☆

Sleep
☆ ☆ ☆ ☆ ☆

Other Symptoms	Triggers	Relief Measures

Comments

Pain Journal

Date :- | Mon | Tue | Wed | Thu | Fri | Sat | Sun |

Pain Area

Start	End	Body Site	
Duration		Front	Back
		Left	Right

Severity									
1	2	3	4	5	6	7	8	9	10

Start	End	Body Site	
Duration		Front	Back
		Left	Right

Severity									
1	2	3	4	5	6	7	8	9	10

Start	End	Body Site	
Duration		Front	Back
		Left	Right

Severity									
1	2	3	4	5	6	7	8	9	10

Energy
☆ ☆ ☆ ☆ ☆

Activity
☆ ☆ ☆ ☆ ☆

Sleep
☆ ☆ ☆ ☆ ☆

Other Symptoms	Triggers	Relief Measures

Comments

Pain Journal

Date :-	Mon	Tue	Wed	Thu	Fri	Sat	Sun

Pain Area

Start	End

Duration		

Body Site	

Front	Back
Left	Right

Severity									
1	2	3	4	5	6	7	8	9	10

Start	End

Duration		

Body Site	

Front	Back
Left	Right

Severity									
1	2	3	4	5	6	7	8	9	10

Start	End

Duration		

Body Site	

Front	Back
Left	Right

Severity									
1	2	3	4	5	6	7	8	9	10

Energy
☆ ☆ ☆ ☆ ☆

Activity
☆ ☆ ☆ ☆ ☆

Sleep
☆ ☆ ☆ ☆ ☆

Other Symptoms	Triggers	Relief Measures

Comments

Pain Journal

Date :-

Mon	Tue	Wed	Thu	Fri	Sat	Sun

Pain Area

Start	End

Duration

Body Site	
Front	Back
Left	Right

Severity									
1	2	3	4	5	6	7	8	9	10

Start	End

Duration

Body Site	
Front	Back
Left	Right

Severity									
1	2	3	4	5	6	7	8	9	10

Start	End

Duration

Body Site	
Front	Back
Left	Right

Severity									
1	2	3	4	5	6	7	8	9	10

Energy
☆ ☆ ☆ ☆ ☆

Activity
☆ ☆ ☆ ☆ ☆

Sleep
☆ ☆ ☆ ☆ ☆

Other Symptoms	Triggers	Relief Measures

Comments

Pain Journal

Date :-	Mon	Tue	Wed	Thu	Fri	Sat	Sun

Pain Area

Start	End

Body Site	

Duration

Front	Back
Left	Right

Severity									
1	2	3	4	5	6	7	8	9	10

Start	End

Body Site	

Duration

Front	Back
Left	Right

Severity									
1	2	3	4	5	6	7	8	9	10

Start	End

Body Site	

Duration

Front	Back
Left	Right

Severity									
1	2	3	4	5	6	7	8	9	10

Energy
☆ ☆ ☆ ☆ ☆

Activity
☆ ☆ ☆ ☆ ☆

Sleep
☆ ☆ ☆ ☆ ☆

Other Symptoms	Triggers	Relief Measures

Comments

Pain Journal

Date :-	Mon	Tue	Wed	Thu	Fri	Sat	Sun

Pain Area

Start	End

Duration

Body Site	
Front	Back
Left	Right

Severity									
1	2	3	4	5	6	7	8	9	10

Start	End

Duration

Body Site	
Front	Back
Left	Right

Severity									
1	2	3	4	5	6	7	8	9	10

Start	End

Duration

Body Site	
Front	Back
Left	Right

Severity									
1	2	3	4	5	6	7	8	9	10

Energy
☆ ☆ ☆ ☆ ☆

Activity
☆ ☆ ☆ ☆ ☆

Sleep
☆ ☆ ☆ ☆ ☆

Other Symptoms	Triggers	Relief Measures

Comments

Pain Journal

Date :-	Mon	Tue	Wed	Thu	Fri	Sat	Sun

Pain Area

Start	End

Duration

Body Site	
Front	Back
Left	Right

Severity

1	2	3	4	5	6	7	8	9	10

Start	End

Duration

Body Site	
Front	Back
Left	Right

Severity

1	2	3	4	5	6	7	8	9	10

Start	End

Duration

Body Site	
Front	Back
Left	Right

Severity

1	2	3	4	5	6	7	8	9	10

Energy
☆ ☆ ☆ ☆ ☆

Activity
☆ ☆ ☆ ☆ ☆

Sleep
☆ ☆ ☆ ☆ ☆

Other Symptoms	Triggers	Relief Measures

Comments

Pain Journal

Date :-

Mon	Tue	Wed	Thu	Fri	Sat	Sun

Pain Area

Start	End

Duration

Body Site	
Front	Back
Left	Right

Severity									
1	2	3	4	5	6	7	8	9	10

Start	End

Duration

Body Site	
Front	Back
Left	Right

Severity									
1	2	3	4	5	6	7	8	9	10

Start	End

Duration

Body Site	
Front	Back
Left	Right

Severity									
1	2	3	4	5	6	7	8	9	10

Energy
☆ ☆ ☆ ☆ ☆

Activity
☆ ☆ ☆ ☆ ☆

Sleep
☆ ☆ ☆ ☆ ☆

Other Symptoms	Triggers	Relief Measures

Comments

Pain Journal

Date :-	Mon	Tue	Wed	Thu	Fri	Sat	Sun

Pain Area

Start	End

Duration	

Body Site	
Front	Back
Left	Right

Severity

1	2	3	4	5	6	7	8	9	10

Start	End

Duration	

Body Site	
Front	Back
Left	Right

Severity

1	2	3	4	5	6	7	8	9	10

Start	End

Duration	

Body Site	
Front	Back
Left	Right

Severity

1	2	3	4	5	6	7	8	9	10

Energy
☆ ☆ ☆ ☆ ☆

Activity
☆ ☆ ☆ ☆ ☆

Sleep
☆ ☆ ☆ ☆ ☆

Other Symptoms	Triggers	Relief Measures

Comments

Pain Journal

Date :-	Mon	Tue	Wed	Thu	Fri	Sat	Sun

Pain Area

Start	End

Duration

Body Site	
Front	Back
Left	Right

Severity									
1	2	3	4	5	6	7	8	9	10

Start	End

Duration

Body Site	
Front	Back
Left	Right

Severity									
1	2	3	4	5	6	7	8	9	10

Start	End

Duration

Body Site	
Front	Back
Left	Right

Severity									
1	2	3	4	5	6	7	8	9	10

Energy
☆ ☆ ☆ ☆ ☆

Activity
☆ ☆ ☆ ☆ ☆

Sleep
☆ ☆ ☆ ☆ ☆

Other Symptoms	Triggers	Relief Measures

Comments

Pain Journal

Date :-	Mon	Tue	Wed	Thu	Fri	Sat	Sun

Pain Area

Start	End

Duration

Body Site	
Front	Back
Left	Right

Severity									
1	2	3	4	5	6	7	8	9	10

Start	End

Duration

Body Site	
Front	Back
Left	Right

Severity									
1	2	3	4	5	6	7	8	9	10

Start	End

Duration

Body Site	
Front	Back
Left	Right

Severity									
1	2	3	4	5	6	7	8	9	10

Energy
☆ ☆ ☆ ☆ ☆

Activity
☆ ☆ ☆ ☆ ☆

Sleep
☆ ☆ ☆ ☆ ☆

Other Symptoms	Triggers	Relief Measures

Comments

Pain Journal

	Mon	Tue	Wed	Thu	Fri	Sat	Sun

Date :-

Pain Area

Start	End

Duration	

Body Site	
Front	Back
Left	Right

Severity

1	2	3	4	5	6	7	8	9	10

Start	End

Duration	

Body Site	
Front	Back
Left	Right

Severity

1	2	3	4	5	6	7	8	9	10

Start	End

Duration	

Body Site	
Front	Back
Left	Right

Severity

1	2	3	4	5	6	7	8	9	10

Energy
☆ ☆ ☆ ☆ ☆

Activity
☆ ☆ ☆ ☆ ☆

Sleep
☆ ☆ ☆ ☆ ☆

Other Symptoms	Triggers	Relief Measures

Comments

Pain Journal

Date :-	Mon	Tue	Wed	Thu	Fri	Sat	Sun

Pain Area

Start	End

Duration	

Body Site	
Front	Back
Left	Right

Severity									
1	2	3	4	5	6	7	8	9	10

Start	End

Duration	

Body Site	
Front	Back
Left	Right

Severity									
1	2	3	4	5	6	7	8	9	10

Start	End

Duration	

Body Site	
Front	Back
Left	Right

Severity									
1	2	3	4	5	6	7	8	9	10

Energy
☆ ☆ ☆ ☆ ☆

Activity
☆ ☆ ☆ ☆ ☆

Sleep
☆ ☆ ☆ ☆ ☆

Other Symptoms	Triggers	Relief Measures

Comments

Pain Journal

Date :- | Mon | Tue | Wed | Thu | Fri | Sat | Sun

Pain Area

Start	End

Duration

Body Site

Front	Back
Left	Right

Severity

1	2	3	4	5	6	7	8	9	10

Start	End

Duration

Body Site

Front	Back
Left	Right

Severity

1	2	3	4	5	6	7	8	9	10

Start	End

Duration

Body Site

Front	Back
Left	Right

Severity

1	2	3	4	5	6	7	8	9	10

Energy
☆ ☆ ☆ ☆ ☆

Activity
☆ ☆ ☆ ☆ ☆

Sleep
☆ ☆ ☆ ☆ ☆

Other Symptoms	Triggers	Relief Measures

Comments

Pain Journal

Date :-	Mon	Tue	Wed	Thu	Fri	Sat	Sun

Pain Area

Start	End	Body Site	
Duration		Front	Back
		Left	Right

Severity									
1	2	3	4	5	6	7	8	9	10

Start	End	Body Site	
Duration		Front	Back
		Left	Right

Severity									
1	2	3	4	5	6	7	8	9	10

Start	End	Body Site	
Duration		Front	Back
		Left	Right

Severity									
1	2	3	4	5	6	7	8	9	10

Energy
☆ ☆ ☆ ☆ ☆
Activity
☆ ☆ ☆ ☆ ☆
Sleep
☆ ☆ ☆ ☆ ☆

Other Symptoms	Triggers	Relief Measures

Comments

Pain Journal

Date :- | Mon | Tue | Wed | Thu | Fri | Sat | Sun

Pain Area

Start	End

Duration

Body Site

Front	Back
Left	Right

Severity									
1	2	3	4	5	6	7	8	9	10

Start	End

Duration

Body Site

Front	Back
Left	Right

Severity									
1	2	3	4	5	6	7	8	9	10

Start	End

Duration

Body Site

Front	Back
Left	Right

Severity									
1	2	3	4	5	6	7	8	9	10

Energy
☆ ☆ ☆ ☆ ☆

Activity
☆ ☆ ☆ ☆ ☆

Sleep
☆ ☆ ☆ ☆ ☆

Other Symptoms	Triggers	Relief Measures

Comments

Pain Journal

Date :-	Mon	Tue	Wed	Thu	Fri	Sat	Sun

Pain Area

Start	End

Duration

Body Site

Front	Back
Left	Right

Severity									
1	2	3	4	5	6	7	8	9	10

Start	End

Duration

Body Site

Front	Back
Left	Right

Severity									
1	2	3	4	5	6	7	8	9	10

Start	End

Duration

Body Site

Front	Back
Left	Right

Severity									
1	2	3	4	5	6	7	8	9	10

Energy
☆ ☆ ☆ ☆ ☆

Activity
☆ ☆ ☆ ☆ ☆

Sleep
☆ ☆ ☆ ☆ ☆

Other Symptoms	Triggers	Relief Measures

Comments

Pain Journal

Date :-	Mon	Tue	Wed	Thu	Fri	Sat	Sun

Pain Area

Start	End

Duration

Body Site	
Front	Back
Left	Right

Severity									
1	2	3	4	5	6	7	8	9	10

Start	End

Duration

Body Site	
Front	Back
Left	Right

Severity									
1	2	3	4	5	6	7	8	9	10

Start	End

Duration

Body Site	
Front	Back
Left	Right

Severity									
1	2	3	4	5	6	7	8	9	10

Energy
☆ ☆ ☆ ☆ ☆

Activity
☆ ☆ ☆ ☆ ☆

Sleep
☆ ☆ ☆ ☆ ☆

Other Symptoms	Triggers	Relief Measures

Comments

Pain Journal

Date :-	Mon	Tue	Wed	Thu	Fri	Sat	Su

Pain Area

Start	End

Duration

Body Site	
Front	Back
Left	Right

Severity									
1	2	3	4	5	6	7	8	9	10

Start	End

Duration

Body Site	
Front	Back
Left	Right

Severity									
1	2	3	4	5	6	7	8	9	10

Start	End

Duration

Body Site	
Front	Back
Left	Right

Severity									
1	2	3	4	5	6	7	8	9	10

Energy
☆ ☆ ☆ ☆ ☆

Activity
☆ ☆ ☆ ☆ ☆

Sleep
☆ ☆ ☆ ☆ ☆

Other Symptoms	Triggers	Relief Measures

Comments

Pain Journal

Date :-		Mon	Tue	Wed	Thu	Fri	Sat	Sun

Pain Area

Start	End		Body Site	
Duration			Front	Back
			Left	Right

Severity									
1	2	3	4	5	6	7	8	9	10

Start	End		Body Site	
Duration			Front	Back
			Left	Right

Severity									
1	2	3	4	5	6	7	8	9	10

Start	End		Body Site	
Duration			Front	Back
			Left	Right

Energy
☆ ☆ ☆ ☆ ☆

Activity
☆ ☆ ☆ ☆ ☆

Sleep
☆ ☆ ☆ ☆ ☆

Severity									
1	2	3	4	5	6	7	8	9	10

Other Symptoms	Triggers	Relief Measures

Comments

Pain Journal

Date :-	Mon	Tue	Wed	Thu	Fri	Sat	Sun

Pain Area

Start	End
Duration	

Body Site	
Front	Back
Left	Right

Severity									
1	2	3	4	5	6	7	8	9	10

Start	End
Duration	

Body Site	
Front	Back
Left	Right

Severity									
1	2	3	4	5	6	7	8	9	10

Start	End
Duration	

Body Site	
Front	Back
Left	Right

Severity									
1	2	3	4	5	6	7	8	9	10

Energy
☆ ☆ ☆ ☆ ☆
Activity
☆ ☆ ☆ ☆ ☆
Sleep
☆ ☆ ☆ ☆ ☆

Other Symptoms	Triggers	Relief Measures

Comments

Pain Journal

Date :-

Mon	Tue	Wed	Thu	Fri	Sat	Sun

Pain Area

Start	End

Duration

Body Site	
Front	Back
Left	Right

Severity

1	2	3	4	5	6	7	8	9	10

Start	End

Duration

Body Site	
Front	Back
Left	Right

Severity

1	2	3	4	5	6	7	8	9	10

Start	End

Duration

Body Site	
Front	Back
Left	Right

Severity

1	2	3	4	5	6	7	8	9	10

Energy
☆ ☆ ☆ ☆ ☆

Activity
☆ ☆ ☆ ☆ ☆

Sleep
☆ ☆ ☆ ☆ ☆

Other Symptoms	Triggers	Relief Measures

Comments

Pain Journal

Date :-	Mon	Tue	Wed	Thu	Fri	Sat	Sun

Pain Area
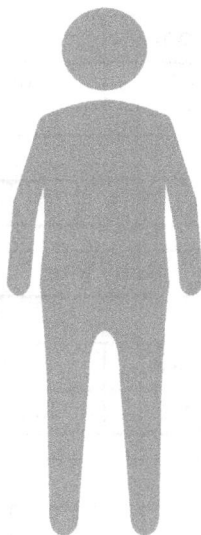

Start	End

Duration

Body Site	
Front	Back
Left	Right

Severity									
1	2	3	4	5	6	7	8	9	10

Start	End

Duration

Body Site	
Front	Back
Left	Right

Severity									
1	2	3	4	5	6	7	8	9	10

Start	End

Duration

Body Site	
Front	Back
Left	Right

Severity									
1	2	3	4	5	6	7	8	9	10

Energy
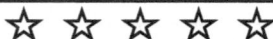
Activity
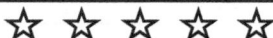
Sleep
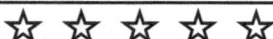

Other Symptoms	Triggers	Relief Measures

Comments

Pain Journal

Date :- | Mon | Tue | Wed | Thu | Fri | Sat | Sun |

Pain Area

Start	End

Duration

Body Site	
Front	Back
Left	Right

Severity									
1	2	3	4	5	6	7	8	9	10

Start	End

Duration

Body Site	
Front	Back
Left	Right

Severity									
1	2	3	4	5	6	7	8	9	10

Start	End

Duration

Body Site	
Front	Back
Left	Right

Severity									
1	2	3	4	5	6	7	8	9	10

Energy
☆ ☆ ☆ ☆ ☆

Activity
☆ ☆ ☆ ☆ ☆

Sleep
☆ ☆ ☆ ☆ ☆

Other Symptoms	Triggers	Relief Measures

Comments

Pain Journal

Date :-		Mon	Tue	Wed	Thu	Fri	Sat	Sun

Pain Area

Start	End

Duration

Body Site	
Front	Back
Left	Right

Severity									
1	2	3	4	5	6	7	8	9	10

Start	End

Duration

Body Site	
Front	Back
Left	Right

Severity									
1	2	3	4	5	6	7	8	9	10

Start	End

Duration

Body Site	
Front	Back
Left	Right

Severity									
1	2	3	4	5	6	7	8	9	10

Energy
☆ ☆ ☆ ☆ ☆

Activity
☆ ☆ ☆ ☆ ☆

Sleep
☆ ☆ ☆ ☆ ☆

Other Symptoms	Triggers	Relief Measures

Comments

Pain Journal

Date :-		Mon	Tue	Wed	Thu	Fri	Sat	Sun

Pain Area

Start	End

Duration

Body Site	
Front	Back
Left	Right

Severity									
1	2	3	4	5	6	7	8	9	10

Start	End

Duration

Body Site	
Front	Back
Left	Right

Severity									
1	2	3	4	5	6	7	8	9	10

Start	End

Duration

Body Site	
Front	Back
Left	Right

Severity									
1	2	3	4	5	6	7	8	9	10

Energy
☆ ☆ ☆ ☆ ☆

Activity
☆ ☆ ☆ ☆ ☆

Sleep
☆ ☆ ☆ ☆ ☆

Other Symptoms	Triggers	Relief Measures

Comments

Pain Journal

Date :-	Mon	Tue	Wed	Thu	Fri	Sat	Sun

Pain Area

Start	End

Duration

Body Site	
Front	Back
Left	Right

Severity									
1	2	3	4	5	6	7	8	9	10

Start	End

Duration

Body Site	
Front	Back
Left	Right

Severity									
1	2	3	4	5	6	7	8	9	10

Start	End

Duration

Body Site	
Front	Back
Left	Right

Severity									
1	2	3	4	5	6	7	8	9	10

Energy
☆ ☆ ☆ ☆ ☆

Activity
☆ ☆ ☆ ☆ ☆

Sleep
☆ ☆ ☆ ☆ ☆

Other Symptoms	Triggers	Relief Measures

Comments

Pain Journal

Date :- _____ | Mon | Tue | Wed | Thu | Fri | Sat | Sun

Pain Area

Start	End

Duration

Body Site	
Front	Back
Left	Right

Severity									
1	2	3	4	5	6	7	8	9	10

Start	End

Duration

Body Site	
Front	Back
Left	Right

Severity									
1	2	3	4	5	6	7	8	9	10

Start	End

Duration

Body Site	
Front	Back
Left	Right

Severity									
1	2	3	4	5	6	7	8	9	10

Energy
☆ ☆ ☆ ☆ ☆

Activity
☆ ☆ ☆ ☆ ☆

Sleep
☆ ☆ ☆ ☆ ☆

Other Symptoms	Triggers	Relief Measures

Comments

Pain Journal

Date :-			Mon	Tue	Wed	Thu	Fri	Sat	Sun

Pain Area

Start	End	Body Site	
Duration		Front	Back
		Left	Right

Severity

1	2	3	4	5	6	7	8	9	10

Start	End	Body Site	
Duration		Front	Back
		Left	Right

Severity

1	2	3	4	5	6	7	8	9	10

Start	End	Body Site	
Duration		Front	Back
		Left	Right

Severity

1	2	3	4	5	6	7	8	9	10

Energy

☆ ☆ ☆ ☆ ☆

Activity

☆ ☆ ☆ ☆ ☆

Sleep

☆ ☆ ☆ ☆ ☆

Other Symptoms	Triggers	Relief Measures

Comments

Pain Journal

	Mon	Tue	Wed	Thu	Fri	Sat	Sun
ate :-							

Pain Area

Energy
☆ ☆ ☆ ☆ ☆
Activity
☆ ☆ ☆ ☆ ☆
Sleep
☆ ☆ ☆ ☆ ☆

Start	End	Body Site	
Duration		Front	Back
		Left	Right

Severity									
1	2	3	4	5	6	7	8	9	10

Start	End	Body Site	
Duration		Front	Back
		Left	Right

Severity									
1	2	3	4	5	6	7	8	9	10

Start	End	Body Site	
Duration		Front	Back
		Left	Right

Severity									
1	2	3	4	5	6	7	8	9	10

Other Symptoms	Triggers	Relief Measures

Comments

Pain Journal

Date :-	Mon	Tue	Wed	Thu	Fri	Sat	Sun

Pain Area

Start	End

Duration

Body Site

Front	Back
Left	Right

Severity

1	2	3	4	5	6	7	8	9	10

Start	End

Duration

Body Site

Front	Back
Left	Right

Severity

1	2	3	4	5	6	7	8	9	10

Start	End

Duration

Body Site

Front	Back
Left	Right

Severity

1	2	3	4	5	6	7	8	9	10

Energy
☆ ☆ ☆ ☆ ☆

Activity
☆ ☆ ☆ ☆ ☆

Sleep
☆ ☆ ☆ ☆ ☆

Other Symptoms	Triggers	Relief Measures

Comments

Pain Journal

Date :-		Mon	Tue	Wed	Thu	Fri	Sat	Sun

Pain Area

Start	End

Duration

Body Site	
Front	Back
Left	Right

Severity									
1	2	3	4	5	6	7	8	9	10

Start	End

Duration

Body Site	
Front	Back
Left	Right

Severity									
1	2	3	4	5	6	7	8	9	10

Start	End

Duration

Body Site	
Front	Back
Left	Right

Severity									
1	2	3	4	5	6	7	8	9	10

Energy
☆ ☆ ☆ ☆ ☆

Activity
☆ ☆ ☆ ☆ ☆

Sleep
☆ ☆ ☆ ☆ ☆

Other Symptoms	Triggers	Relief Measures

Comments

Pain Journal

Date :-	Mon	Tue	Wed	Thu	Fri	Sat	Sun

Pain Area

Start	End

Duration

Body Site	
Front	Back
Left	Right

Severity									
1	2	3	4	5	6	7	8	9	10

Start	End

Duration

Body Site	
Front	Back
Left	Right

Severity									
1	2	3	4	5	6	7	8	9	10

Start	End

Duration

Body Site	
Front	Back
Left	Right

Severity									
1	2	3	4	5	6	7	8	9	10

Energy
☆ ☆ ☆ ☆ ☆

Activity
☆ ☆ ☆ ☆ ☆

Sleep
☆ ☆ ☆ ☆ ☆

Other Symptoms	Triggers	Relief Measures

Comments

Pain Journal

Date :-		Mon	Tue	Wed	Thu	Fri	Sat	Sun

Pain Area

Start	End

Duration

Body Site	
Front	Back
Left	Right

Severity									
1	2	3	4	5	6	7	8	9	10

Start	End

Duration

Body Site	
Front	Back
Left	Right

Severity									
1	2	3	4	5	6	7	8	9	10

Start	End

Duration

Body Site	
Front	Back
Left	Right

Severity									
1	2	3	4	5	6	7	8	9	10

Energy
☆ ☆ ☆ ☆ ☆

Activity
☆ ☆ ☆ ☆ ☆

Sleep
☆ ☆ ☆ ☆ ☆

Other Symptoms	Triggers	Relief Measures

Comments

Pain Journal

Date :-		Mon	Tue	Wed	Thu	Fri	Sat	Sun

Pain Area

Start	End

Duration	

Body Site	
Front	Back
Left	Right

Severity									
1	2	3	4	5	6	7	8	9	10

Start	End

Duration	

Body Site	
Front	Back
Left	Right

Severity									
1	2	3	4	5	6	7	8	9	10

Start	End

Duration	

Body Site	
Front	Back
Left	Right

Severity									
1	2	3	4	5	6	7	8	9	10

Energy
☆ ☆ ☆ ☆ ☆

Activity
☆ ☆ ☆ ☆ ☆

Sleep
☆ ☆ ☆ ☆ ☆

Other Symptoms	Triggers	Relief Measures

Comments

Pain Journal

	Mon	Tue	Wed	Thu	Fri	Sat	Sun
Date :-							

Pain Area

Start	End

Duration

Body Site

Front	Back
Left	Right

Severity

1	2	3	4	5	6	7	8	9	10

Start	End

Duration

Body Site

Front	Back
Left	Right

Severity

1	2	3	4	5	6	7	8	9	10

Start	End

Duration

Body Site

Front	Back
Left	Right

Severity

1	2	3	4	5	6	7	8	9	10

Energy

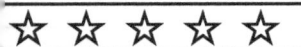

Activity

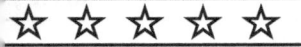

Sleep

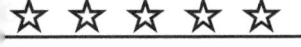

Other Symptoms	Triggers	Relief Measures

Comments

Pain Journal

| Date :- | | Mon | Tue | Wed | Thu | Fri | Sat | Sun |

Pain Area

Start	End

Duration	

Body Site	
Front	Back
Left	Right

Severity									
1	2	3	4	5	6	7	8	9	10

Start	End

Duration	

Body Site	
Front	Back
Left	Right

Severity									
1	2	3	4	5	6	7	8	9	10

Start	End

Duration	

Body Site	
Front	Back
Left	Right

Severity									
1	2	3	4	5	6	7	8	9	10

Energy
☆ ☆ ☆ ☆ ☆

Activity
☆ ☆ ☆ ☆ ☆

Sleep
☆ ☆ ☆ ☆ ☆

Other Symptoms	Triggers	Relief Measures

Comments

Pain Journal

Date :-	Mon	Tue	Wed	Thu	Fri	Sat	Sun

Pain Area

Start	End

Duration

Body Site	
Front	Back
Left	Right

Severity									
1	2	3	4	5	6	7	8	9	10

Start	End

Duration

Body Site	
Front	Back
Left	Right

Severity									
1	2	3	4	5	6	7	8	9	10

Start	End

Duration

Body Site	
Front	Back
Left	Right

Severity									
1	2	3	4	5	6	7	8	9	10

Energy
☆ ☆ ☆ ☆ ☆

Activity
☆ ☆ ☆ ☆ ☆

Sleep
☆ ☆ ☆ ☆ ☆

Other Symptoms	Triggers	Relief Measures

Comments

Pain Journal

Date :-	Mon	Tue	Wed	Thu	Fri	Sat	Sun

Pain Area

Start	End

Duration

Body Site	
Front	Back
Left	Right

Severity									
1	2	3	4	5	6	7	8	9	10

Start	End

Duration

Body Site	
Front	Back
Left	Right

Severity									
1	2	3	4	5	6	7	8	9	10

Start	End

Duration

Body Site	
Front	Back
Left	Right

Severity									
1	2	3	4	5	6	7	8	9	10

Energy
☆ ☆ ☆ ☆ ☆

Activity
☆ ☆ ☆ ☆ ☆

Sleep
☆ ☆ ☆ ☆ ☆

Other Symptoms	Triggers	Relief Measures

Comments

Pain Journal

Date :-	Mon	Tue	Wed	Thu	Fri	Sat	Sun

Pain Area

Start	End

Duration

Body Site	
Front	Back
Left	Right

Severity									
1	2	3	4	5	6	7	8	9	10

Start	End

Duration

Body Site	
Front	Back
Left	Right

Severity									
1	2	3	4	5	6	7	8	9	10

Start	End

Duration

Body Site	
Front	Back
Left	Right

Severity									
1	2	3	4	5	6	7	8	9	10

Energy
☆ ☆ ☆ ☆ ☆

Activity
☆ ☆ ☆ ☆ ☆

Sleep
☆ ☆ ☆ ☆ ☆

Other Symptoms	Triggers	Relief Measures

Comments

Pain Journal

Date :-	Mon	Tue	Wed	Thu	Fri	Sat	Sun

Pain Area

Start	End

Duration	

Body Site	
Front	Back
Left	Right

Severity									
1	2	3	4	5	6	7	8	9	10

Start	End

Duration	

Body Site	
Front	Back
Left	Right

Severity									
1	2	3	4	5	6	7	8	9	10

Start	End

Duration	

Body Site	
Front	Back
Left	Right

Severity									
1	2	3	4	5	6	7	8	9	10

Energy
☆ ☆ ☆ ☆ ☆

Activity
☆ ☆ ☆ ☆ ☆

Sleep
☆ ☆ ☆ ☆ ☆

Other Symptoms	Triggers	Relief Measures

Comments

Pain Journal

Date :- | Mon | Tue | Wed | Thu | Fri | Sat | Sun

Pain Area

Start	End
Duration	

Body Site	
Front	Back
Left	Right

Severity									
1	2	3	4	5	6	7	8	9	10

Start	End
Duration	

Body Site	
Front	Back
Left	Right

Severity									
1	2	3	4	5	6	7	8	9	10

Start	End
Duration	

Body Site	
Front	Back
Left	Right

Severity									
1	2	3	4	5	6	7	8	9	10

Energy
☆ ☆ ☆ ☆ ☆

Activity
☆ ☆ ☆ ☆ ☆

Sleep
☆ ☆ ☆ ☆ ☆

Other Symptoms	Triggers	Relief Measures

Comments

Pain Journal

Date :-		Mon	Tue	Wed	Thu	Fri	Sat	Sun

Pain Area

Start	End

Duration	Body Site	
	Front	Back
	Left	Right

Severity									
1	2	3	4	5	6	7	8	9	10

Start	End

Duration	Body Site	
	Front	Back
	Left	Right

Severity									
1	2	3	4	5	6	7	8	9	10

Start	End

Duration	Body Site	
	Front	Back
	Left	Right

Severity									
1	2	3	4	5	6	7	8	9	10

Energy
☆ ☆ ☆ ☆ ☆

Activity
☆ ☆ ☆ ☆ ☆

Sleep
☆ ☆ ☆ ☆ ☆

Other Symptoms	Triggers	Relief Measures

Comments

Pain Journal

Date :-	Mon	Tue	Wed	Thu	Fri	Sat	Sun

Pain Area

Start	End

Duration

Body Site	
Front	Back
Left	Right

Severity									
1	2	3	4	5	6	7	8	9	10

Start	End

Duration

Body Site	
Front	Back
Left	Right

Severity									
1	2	3	4	5	6	7	8	9	10

Start	End

Duration

Body Site	
Front	Back
Left	Right

Severity									
1	2	3	4	5	6	7	8	9	10

Energy
☆ ☆ ☆ ☆ ☆

Activity
☆ ☆ ☆ ☆ ☆

Sleep
☆ ☆ ☆ ☆ ☆

Other Symptoms	Triggers	Relief Measures

Comments

Pain Journal

Date :-	Mon	Tue	Wed	Thu	Fri	Sat	Sun

Pain Area

Start	End		Body Site	
Duration			Front	Back
			Left	Right

Severity									
1	2	3	4	5	6	7	8	9	10

Start	End		Body Site	
Duration			Front	Back
			Left	Right

Severity									
1	2	3	4	5	6	7	8	9	10

Start	End		Body Site	
Duration			Front	Back
			Left	Right

Severity									
1	2	3	4	5	6	7	8	9	10

Energy
☆ ☆ ☆ ☆ ☆

Activity
☆ ☆ ☆ ☆ ☆

Sleep
☆ ☆ ☆ ☆ ☆

Other Symptoms	Triggers	Relief Measures

Comments

Pain Journal

Date :-	Mon	Tue	Wed	Thu	Fri	Sat	Sun

Pain Area

Start	End

Duration

Body Site	
Front	Back
Left	Right

Severity									
1	2	3	4	5	6	7	8	9	10

Start	End

Duration

Body Site	
Front	Back
Left	Right

Severity									
1	2	3	4	5	6	7	8	9	10

Energy

☆ ☆ ☆ ☆ ☆

Activity

☆ ☆ ☆ ☆ ☆

Sleep

☆ ☆ ☆ ☆ ☆

Start	End

Duration

Body Site	
Front	Back
Left	Right

Severity									
1	2	3	4	5	6	7	8	9	10

Other Symptoms	Triggers	Relief Measures

Comments

Pain Journal

Date :-	Mon	Tue	Wed	Thu	Fri	Sat	Sun

Pain Area

Start	End

Duration

Body Site	
Front	Back
Left	Right

Severity									
1	2	3	4	5	6	7	8	9	10

Start	End

Duration

Body Site	
Front	Back
Left	Right

Severity									
1	2	3	4	5	6	7	8	9	10

Start	End

Duration

Body Site	
Front	Back
Left	Right

Severity									
1	2	3	4	5	6	7	8	9	10

Energy
☆ ☆ ☆ ☆ ☆

Activity
☆ ☆ ☆ ☆ ☆

Sleep
☆ ☆ ☆ ☆ ☆

Other Symptoms	Triggers	Relief Measures

Comments

www.ingramcontent.com/pod-product-compliance
Lightning Source LLC
Chambersburg PA
CBHW060522030426
42337CB00015B/1973